AF357857

LA
POLICE SANITAIRE

AU MARCHÉ

DE LA VILLETTE

PAR

L. PAUTET

Vétérinaire, Inspecteur de la Boucherie de Paris

Extrait du journal *Le Répertoire de Police sanitaire vétérinaire et d'Hygiène publique* (nᵒ du 15 juillet 1895).

PARIS

IMPRIMERIE NOIZETTE ET Cⁱᵉ

8, RUE CAMPAGNE PREMIÈRE, 8

1895

LA
POLICE SANITAIRE

AU MARCHÉ

DE LA VILLETTE

PAR

L. PAUTET

Vétérinaire, Inspecteur de la Boucherie de Paris

Extrait du journal *Le Répertoire de Police sanitaire vétérinaire
et d'Hygiène publique* (n° du 15 juillet 1895).

PARIS

IMPRIMERIE NOIZETTE ET Cie

8, RUE CAMPAGNE-PREMIÈRE, 8

—

1895

LA POLICE SANITAIRE

AU MARCHÉ DE LA VILLETTE

En écrivant cet article, nous n'avons qu'un but : rendre hommage à la vérité. Qu'on le sache bien, nous ne sommes disposé à jouer ni le rôle de thuriféraire, ni celui de censeur, non plus qu'à prendre parti dans tel différend pour ou contre X, Y et Z. Si nous mettons la main à la plume, comme disent les troupiers, c'est uniquement pour faire connaître l'état sanitaire du marché de la Villette durant les années 1891, 92, 93 et 94.

Depuis sa création (21 octobre 1867), le marché de la Villette a été généralement regardé comme le foyer de toutes les épizooties, la source de tous les maux, la « boîte de Pandore », le baudet sur lequel il fallait crier haro, etc. Aujourd'hui encore sa réputation est détestable, mais bien moins justifiée. Il suffit, pour s'en convaincre, de jeter un coup d'œil sur les tableaux dressés plus loin. Nous sera-t-il permis, en outre, de rappeler cette judicieuse réflexion de M. Gallier, notre distingué confrère de Caen, « que si le marché parisien est constamment infecté, c'est que constamment on l'infecte » ?

Parmi les nombreuses critiques, verbales ou écrites, formulées à l'adresse du service sanitaire, les unes émanent du Commerce et les autres — le croirait-on? — de la Vétérinaire.

Des premières nous ne dirons rien : notre naïveté n'allant pas jusqu'à attendre des fleurs de ceux à qui le devoir commande d'appliquer la loi. Quant aux secondes, nous demandons la permission d'y répondre.

Et d'abord nous tenons à déclarer que, pour notre part, nous examinons toujours avec la plus bienveillante attention les diverses réclamations à nous adressées. Nos confrères de la province sont évidemment dans leur rôle en s'efforçant de disculper leurs clients et nous pouvons même les assurer de notre concours toutes les fois que leurs explications nous paraîtront satisfaisantes. Mais au moins doivent-ils faire montre d'un grain de science et de bon sens dans leurs plaidoyers. Ceux-ci, hâtons-nous de le dire, sont en général excellents sous le double rapport de la courtoisie et de l'argumentation. Par contre, il en est — comme on va le voir — de singulièrement... comiques. Par déférence et pour autant que possible rester fidèle à notre promesse du début, nous tairons les noms de leurs auteurs.

Ainsi, l'un affirme que les inspecteurs « de Paris », ont fait erreur et que l'affection signalée par eux n'est pas la gale. Pour lui, les lésions de la peau et de la laine reconnaissent pour causes les paquets de mer (il s'agit de moutons américains introduits en France), le milieu embrumé et les débris de fourrage. Quant à l'Acare trouvé sous le champ du microscope, il ne compte pas. Illusion d'optique, sans doute.

Un second soutient sans ambages ni circonlocutions que les inspecteurs « de Paris » se sont trompés et que l'animal saisi n'était point tuberculeux. Pourquoi ? — Parce que ledit animal appartenait à l'un de ses clients, homme fort honorable, et, ajoute-t-il, pharmacien. Comment donc ! Vous admettriez qu'un vendeur de pastilles Géraudel pût posséder dans les beaux herbages qu'il tient de sa belle-mère une vache tuberculeuse !...

Un troisième déclare par certificat qu'il a visité tant d'animaux, qu'il les a reconnus atteints de fièvre aphteuse et... qu'il en a autorisé l'expédition au marché de la Villette.

Mais la pathogénie la plus curieuse de la fièvre aphteuse a été fournie par un savant collègue du Calvados. La voici très succinctement : Pour écarter les onglons et regarder dans l'espace interdigité d'un bovidé suspect, les vétéri-naires-inspecteurs du marché font usage de « bâtons pointus ». A l'aide de ces bâtons, ils déchirent le bour-relet ; puis, par un phénomène d'auto-suggestion, ils s'ima-ginent que ce petit traumatisme est un aphte rupturé.

Après cela, nous tirerons l'échelle, mais nous aurions bien d'autres plats du même genre à servir. Contentons-nous d'ajouter que l'on est allé jusqu'à la note diffama-toire.

Forts de leur conscience et de la confiance de leurs chefs administratifs, les collègues visés ont tout subi sans protester. Mais ils le demandent en toute sincérité, est-ce là une argumentation digne de louange ? — Au moment où plus que jamais les quatre mille vétérinaires français doivent se sentir les coudes et s'unir dans un même élan pour emporter d'assaut la forteresse Empirisme, croit-on servir noblement et utilement la cause en ravalant quelques membres de la grande famille professionnelle ? — Aidons-nous plutôt les uns les autres.

***

Qu'on veuille bien jeter un coup d'œil sur les deux tableaux ci-dessous et l'on verra, comme nous l'avons déjà dit, que le marché de la Villette mérite de moins en moins sa mauvaise réputation. L'examen comparatif des colonnes ombrées donnera aussi une bonne idée de la diminution graduelle et constante des maladies contagieuses sur cet immense centre d'approvisionnement.

Maladies contagieuses constatées (1).

(NOMBRE DE CAS)

Années	Cla-velée	Fièvre aph-teuse	Gale	Pneu-mo-en-térite	Péri-pneu-monie	Rou-get	Tuber-culose	Total par année
1891	68	68	1.327	112	1	9	118	1.714
1892	39	639	564	9	3	»	53	1.307
1893	3	531	137	189	»	7	51	918
1894	53	535	136	10	»	52	28	815

Introductions (2).

Années	Bœufs Taureaux Vaches	Veaux	Moutons	Porcs	Total	Pourcentage des maladies contagieuses constatées
1891	309.804	178.882	1.070.574	445.661	2.004.921	0,085
1892	319.715	182.028	1.630.925	454.329	2.586.997	0,055
1893	354.128	192.507	1.899.584	509.093	2.955.292	0,031
1894	318.632	169.310	1.829.909	444.620	3.262.471	0,025

1 et 2. Nous empruntons ces chiffres aux *Rapports annuels sur les services municipaux de l'approvisionnement* et au *Bulletin municipal officiel.*

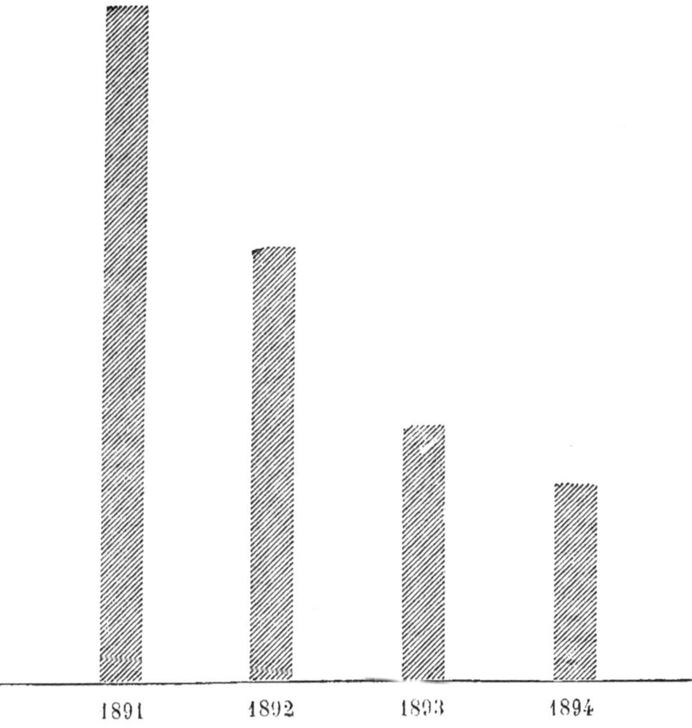

Tout commentaire serait superflu.

Pourtant il est un point sur lequel nous désirons retenir un moment l'attention : c'est celui qui a trait aux tuberculoses *diagnosticables du vivant des animaux*. 128, 53, 51 et 28, voilà certes des chiffres éloquents! L'action sanitaire aura donc eu cette conséquence heureuse d'avoir éloigné du marché les vaches étiques, plus connues sous le nom de *pampines*, et très recherchées des bouchers fournisseurs de l'armée.

Dans un précédent article intitulé : *La tuberculose bovine et son diagnostic* (1), nous avons exposé le *modus faciendi*

1. *Répertoire de police sanitaire vétérinaire*, 15 septembre 1894.

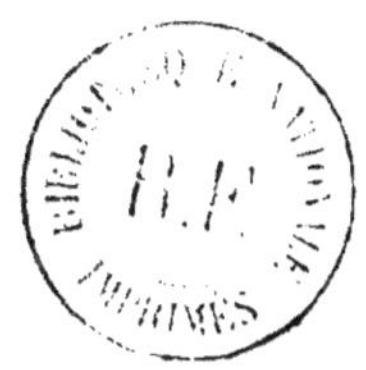

des inspecteurs du marché parisien. Nous avons dit notamment que, 99 fois sur 100, les intéressés préfèrent l'abatage immédiat au renvoi dans la commune originaire. Ajoutons qu'ils le préfèrent aussi — au grand regret du service sanitaire — à l'emploi de la tuberculine. *Time is money*, voilà leur devise.

L'examen du tableau des introductions permet, en outre, de répondre à l'ancienne et perfide allégation de certains commissionnaires en bestiaux. Le rigorisme du service sanitaire, disaient-ils, allait faire déserter le marché et, par contre-coup, hausser le prix de la viande ; bref, ce devait être à courte échéance la famine ou quelque chose d'approchant. Que l'on voie dans les fortes introductions de 1892 et 1893 un effet, une conséquence de la disette fourragère, nous n'y contredirons pas. Mais l'année 1894 ne fut-elle pas une année d'abondance ?

Ces résultats, à coup sûr très encourageants pour l'avenir, sont dus à la forte organisation du service sanitaire du marché. L'institution d'un pareil service fait — pourquoi ne le dirions-nous pas ? — honneur au Conseil municipal de Paris et à la Préfecture de police. Voici maintenant en quelques lignes le mode de fonctionnement adopté à la Villette :

a) Application du principe fécond de la division du travail ; installations matérielles appropriées.

b) Contrôles successifs : examen dans les parcs d'arrivage ou de comptage ; visite sous les préaux de vente ; nouvel examen à la réexpédition.

c) Séparation et visite quotidienne des animaux invendus.

d) Application — sans discussion — des lois, décrets, arrêtés, instructions ministérielles et ordonnances de M. le Préfet de police.

e) Création d'un laboratoire bien outillé. D'où grandes facilités de confirmer ou d'infirmer les diagnostics portés avant ou après la mort des animaux, par les procédés habituels : préparations microscopiques, cultures et inoculations critères.

f) Etablissement d'une salle d'autopsie avec matériel *ad hoc* permettant de constater l'état sanitaire des animaux morts en cours de route. L'examen minutieux de toutes les parties d'un cadavre n'est pas seulement intéressant au point de vue scientifique proprement dit : il a encore l'avantage de révéler quelquefois l'existence d'une maladie contagieuse. Enfin il a pour les expéditeurs ce côté utilitaire de faire l'objet d'une sorte de procès-verbal contenant, avec le signalement de l'animal, la description fidèle et précise des lésions. Dès lors on devine que les propriétaires ne manquent pas de venir retirer le duplicata — dont la délivrance est, bien entendu, gratuite — quand ils se croient fondés à actionner en restitution de prix ou en dommages-intérêts soit les vendeurs, soit les Compagnies de chemins de fer.

g) Enfin désinfection prompte, énergique et complète de tout ce qui peut recéler les germes de la contagion. Soixante-dix agents sont chargés de cette importante besogne, qui fait involontairement penser à l'un des *Douze travaux* d'Hercule. Aussi pareil nombre serait-il insuffisant sans l'adjonction de deux machines à vapeur, de pompes rotatives à la main et de tonneaux d'arrosage servant à répandre la solution désinfectante sur les grandes voies du marché.

Conclusion : Que l'on généralise l'inspection des foires et marchés, des abattoirs publics, tueries particulières et ateliers d'équarrissage; qu'en un mot la province s'organise sur le pied de Paris et de sa banlieue, et les maladies contagieuses qui déciment notre bétail et entravent les transactions commerciales, seront bien près de disparaître du territoire français.

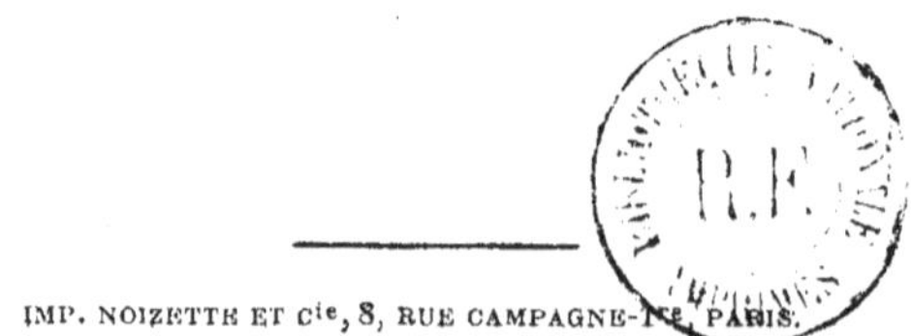

IMP. NOIZETTE ET Cⁱᵉ, 8, RUE CAMPAGNE-Iʳᵉ, PARIS.

www.ingramcontent.com/pod-product-compliance
Lightning Source LLC
LaVergne TN
LVHW010916180726
843502LV00010B/4157